Dr Camille LISSONDE

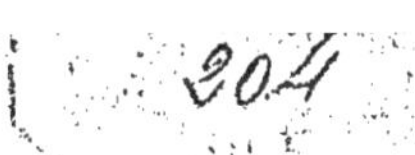

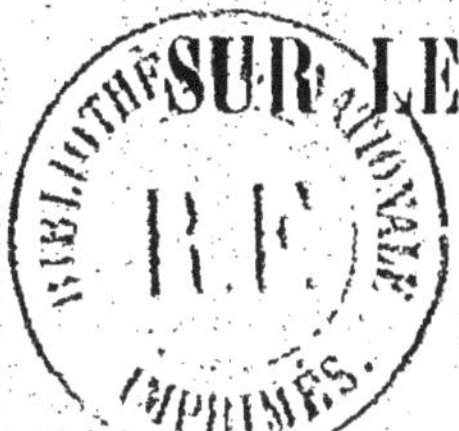

SUR LE TRAITEMENT DES FISTULES

ET DES

CAVITÉS TUBERCULEUSES

Par l'injection de Pâte bismuthée

(MÉTHODE DE BECK)

PARIS
SOCIÉTÉ FRANÇAISE D'IMPRIMERIE ET DE LIBRAIRIE
ANCIENNE LIBRAIRIE LECÈNE, OUDIN ET Cie
15, rue de Cluny, 15

1910

SUR LE TRAITEMENT DES FISTULES

ET DES

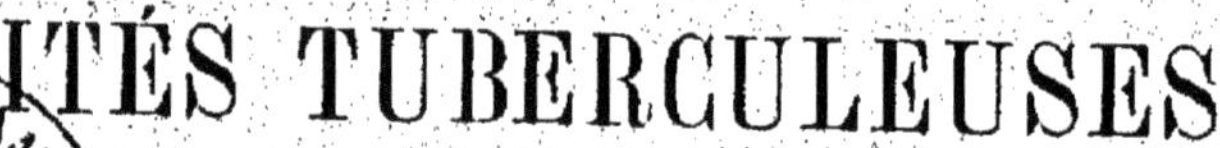

CAVITÉS TUBERCULEUSES

Par l'injection de Pâte bismuthée

(MÉTHODE DE BECK)

1

Dr Camille LISSONDE

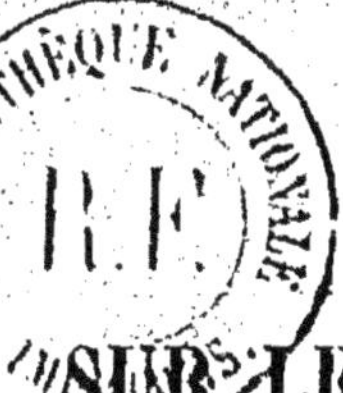

SUR LE TRAITEMENT DES FISTULES

ET DES

CAVITÉS TUBERCULEUSES

Par l'injection de Pâte bismuthée

(MÉTHODE DE BECK)

PARIS
SOCIÉTÉ FRANÇAISE D'IMPRIMERIE ET DE LIBRAIRIE
ANCIENNE LIBRAIRIE LECÈNE, OUDIN ET Cie
15, rue de Cluny, 15

1910

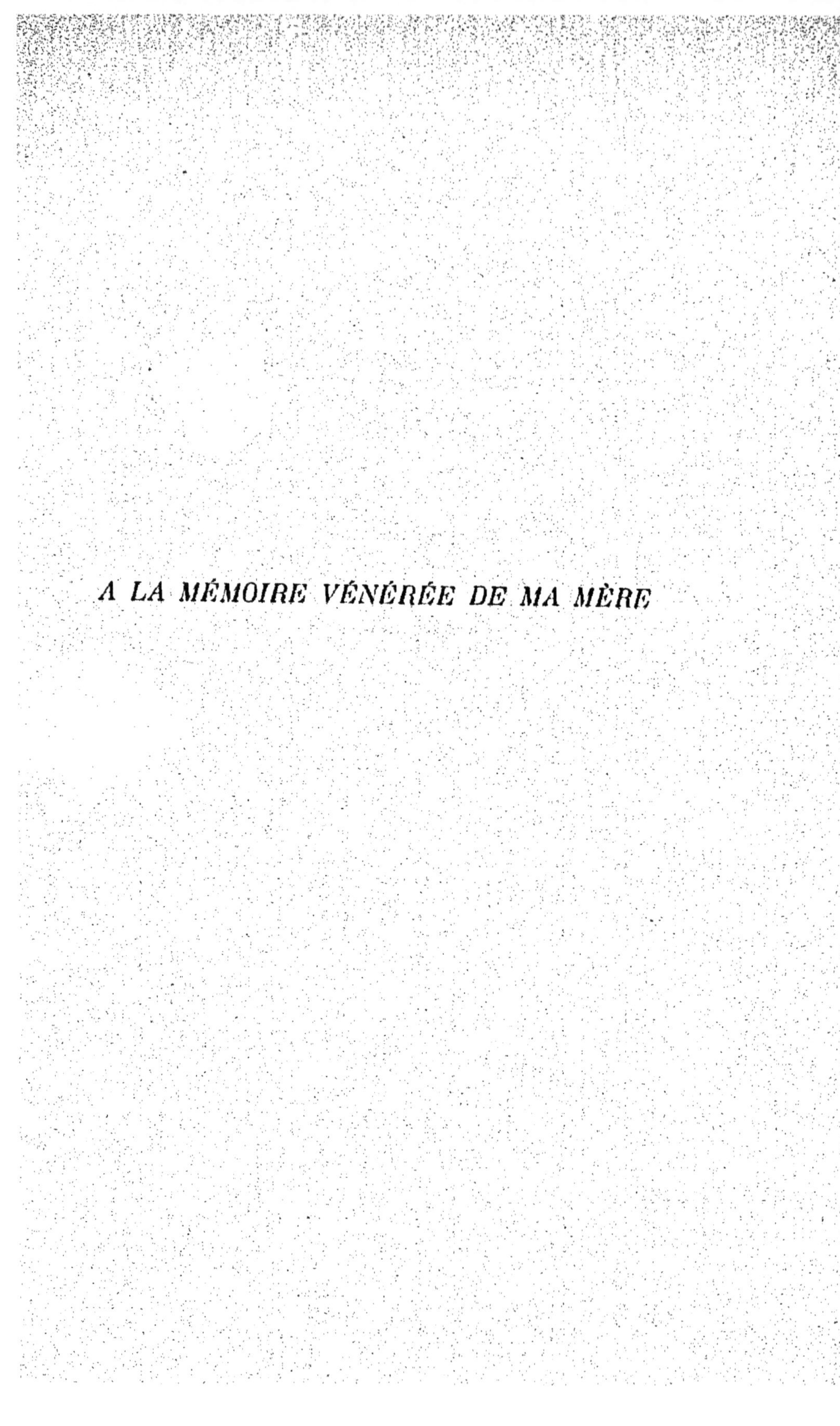

A LA MÉMOIRE VÉNÉRÉE DE MA MÈRE

A mon Père

M. le Docteur L. LISSONDE
Médecin consultant à Salies-de-Béarn
Officier de l'Instruction publique.

A M. et Mme Eugène GARNIER

A M. le Docteur FAISANS
Médecin de l'Hôtel-Dieu
Officier de la Légion d'Honneur.

A M. le Docteur de FOURMESTRAUX
De Chartres.

MEIS ET AMICIS

A mon Président de thèse

M. LE DOCTEUR PAUL SEGOND

Professeur de Clinique chirurgicale de la Faculté
Chirurgien de la Salpêtrière
Membre de l'Académie de médecine
Officier de la Légion d'Honneur
Officier de l'Instruction publique.

A mes Maîtres dans les Hôpitaux de Paris :

M. le Professeur RECLUS

M. le Docteur ROBINEAU
M. le Professeur Agrégé A. BROCA
Externat 1903-1904.

M. le Docteur LABADIE-LAGRAVE
Externat 1904-1905.

M. le Docteur PICQUÉ
Externat 1905-1906.

M. le Professeur Agrégé GOSSET
M. le Professeur Agrégé PROUST
Externat 1906-1907.

M. le Docteur RICHE
Externat 1907-1908.

M. le Professeur Agrégé LEPAGE

A MM. les Docteurs TROISIER, BOISSARD,
ISELIN, BELGRAND, VEAU.

SUR LE TRAITEMENT DES FISTULES

ET DES

CAVITÉS TUBERCULEUSES

Par l'injection de Pâte bismuthée

(MÉTHODE DE BECK)

CHAPITRE PREMIER

INTRODUCTION

Le propre de toute méthode nouvelle est de susciter pendant un laps de temps variable, mais qui en général n'excède pas quelques mois, un engouement passager. Aux guérisons du début, annoncées *urbi et orbi*, succèdent les échecs ; et, panacée universelle, surtout si elle a la bonne chance d'être née en deçà du Rhin ou au delà de l'Océan, la technique nouvelle est décriée, puis condamnée sans appel, alors que parfois elle n'était pas à rejeter dans sa totalité.

Il se faut hâter de l'employer tandis qu'elle guérit ; et de l'employer même vite, si l'on veut avoir un résultat.

La vogue éphémère de la méthode de Bier, la réussite temporaire de la radiothérapie, de la fulguration dans le cancer, sans compter les résultats heureux et toujours temporaires des levures, du sulfate de quinine, sans compter les résultats encore plus heureux des sérums, dits spécifiques, dans ce même cas, doivent nous apprendre la modestie et nous servir de leçon.

Aussi n'avons-nous pas intitulé notre travail « De la guérison des fistules tuberculeuses par la méthode de Beck » ; mais simplement nous nous bornons à exposer les résultats des injections de sous-nitrate de bismuth, ou mieux de la pâte au sous-nitrate de bismuth dans les trajets fistuleux et les cavités pathologiques d'origine tuberculeuse.

Les éléments de ce travail nous ont été fournis à la clinique du Dr de Fourmestraux, de Chartres. Nous y avons pu suivre un certain nombre de malades, faire nous-même des injections et voir les résultats obtenus.

CHAPITRE II

HISTORIQUE

Ce sont les hasards de l'expérience qui ont amené E.-G. Beck, de Chicago, à constater les heureux effets thérapeutiques du sous-nitrate de bismuth dans les fistules tuberculeuses. Ce dernier avait injecté des trajets fistuleux avec une pâte contenant du bismuth en émulsion pour, par le contrôle radiographique, se rendre compte du point de départ précis de ces lésions suppurées. Il appliquait à l'examen clinique des fistules tuberculeuses ce que les radiologues pratiquaient depuis longtemps en faisant ingérer à leurs malades soit un lait, soit des cachets de sous-nitrate ou de carbonate de bismuth, pour se rendre compte d'un rétrécissement de l'œsophage (Béclère), ou de lésions gastro-intestinales d'ordres divers.

A son étonnement, puis à sa grande satisfaction, il constata que des malades ainsi injectés étaient améliorés et même guéris en un laps de temps très inférieur à celui nécessité par les procédés thérapeutiques habituels.

Il publia, il y a maintenant deux ans, les résultats obtenus [1].

A la suite d'E.-G. Beck, son frère Jos.-C. Beck publia, un an plus tard, les résultats qu'il avait obtenus dans le traitement des suppurations des oreilles, du nez et de la gorge par la même pâte bismuthée [2].

Il convient d'ajouter à ces noms ceux de Hines [3], Pennington [4], Ridlon et Blanchard [5], en Amérique. En Allemagne et en Autriche, Steinmann [6], Dollinger [7], publient également des résultats obtenus par ce procédé. En France, il faut citer les travaux de Nové-Josseran et Rendu [8] ; de Mauclaire [9] ; de Dujarier [10], qui consacre à cette étude une excellente revue générale dans le *Journal de chirurgie* ; de de Fourmestraux [11], qui présente une série de malades améliorés ou guéris par ce procédé, tout en indiquant nettement les réserves

1. E.-G. Beck, *the Journal of the american medical Association*, 4 mars 1908, n° 11, p. 868-872.
2. Jos.-C. Beck, *the Journal of the american medical Association*, 9 janv. 1909, p. 117.
3. Hines, *the Lancet clinic*, 22 sept. 1908, n° 13, p. 360.
4. Pennington, *the Lancet clinic*, 22 déc. 1908, p. 735.
5. Ridlon et Blanchard, *Journal of the american orthopedic Surgery*, sept. 1908.
6. Steinmann, *Münchener Medicizinische Wochenschrift*, 8 déc. 1908, p. 2535.
7. Dollinger, *Centralblatt für Chirurgie*, 1908, n° 44.
8. Nové-Josseran et Rendu, *Lyon chirurgical*, avril 1909, t. I, n° 6, p. 609.
9. Mauclaire, *Bull. Soc. chir.*, 1909.
10. Dujarier. *Journal de chirurgie*, août 1909, n° 2, p. 117.
11. De Fourmestraux, *Comm. Sociét. de l'Internat*, déc. 1909.

à faire et les conditions nécessaires à l'application de la méthode.

Pendant quelques mois, il semble (et c'est une loi générale) que la méthode ait donné d'excellents résultats ; puis tour à tour un certain nombre de chirurgiens sont venus rapporter des cas d'intoxications, dont David et Kauffmann [1], Baccus [2]; de sorte qu'il semble assez difficile aujourd'hui de se faire une opinion exacte sur la valeur de la méthode.

Nous essaierons, pour notre part, de mettre en balance les arguments qui militent en sa faveur et ceux qui, au contraire, tendent à la faire considérer comme une méthode dangereuse et inutile.

1. David et Kauffmann, *the Journal of the american medical Association*, 27 mars 1909.

2. Baccus, *the Journal of the american medical Association*, 17 avril 1909, n° 16.

CHAPITRE III

TECHNIQUE OPÉRATOIRE

Le gros avantage de la méthode de l'injection de pâte bismuthée dans les cavités pathologiques et les trajets fistuleux d'origine tuberculeuse est son extrême simplicité, qui semble *a priori* devoir la mettre à la portée de tout praticien ayant quelque notion de l'asepsie et sachant se laver les mains.

Les pâtes à injecter. — Les techniques proposées. — Beck propose pour ces injections divers types de pâte.

Sa première est composée de vaseline et de bismuth au 1/3.

PATE N° 1.

Sous-nitrate de bismuth. . . .	33 gr.
Vaseline.	67 »

La pâte n° 2 est plus consistante :

PATE N° 2.

Sous-nitrate de bismuth. . . .	30 gr.
Vaseline.	20 »
Cire blanche.	5 »
Paraffine à 49°.	5 »

On peut faire varier la consistance de cette pâte et la rendre plus ou moins fluide en modifiant sa teneur en paraffine ou en cire.

PATE N° 3.

Sous-nitrate de bismuth.	30 gr.
Vaseline.	30 »
Paraffine à 49°.	10 »
Cire blanche.	10 »

PATE N° 4.

Sous-nitrate de bismuth. . . .	30 gr.
Vaseline.	35 »
Paraffine à 49°.	25 »
Cire blanche.	10 »

Personnellement nous avons vu employer, à la clinique du Dr de Fourmestraux, et employé nous-même les deux pâtes suivantes :

Vaseline stérilisée.	67 gr.
Sous-nitrate de bismuth. . . .	33 »

(Formule n° 1 de Beck.)

qui a l'inconvénient d'être trop liquéfiable, ce qui fait que, lorsqu'on chauffe la pâte à injecter, le bismuth se précipite au fond du récipient ; et de préférence nous avons employé le mélange suivant :

PATE N° 5.

Vaseline stérilisée	60 gr.
Paraffine à 49° purifiée par centrifugation à chaud.	7 »
Sous-nitrate de bismuth *lavé*. . .	33 »

(Formule du Dr DE FOURMESTRAUX.)

Ce mélange, et *nous insistons sur la nécessité absolue de laver d'une façon très sérieuse le sous-nitrate de bismuth* avant de l'incorporer à la vaseline, est mis dans des tubes en étain d'un usage courant aujourd'hui pour les pâtes et les pommades, et stérilisé.

Cette question de la stérilisation de la pâte bismuthée est une question très délicate. En effet, quand on veut faire cette stérilisation à l'autoclave, seul procédé qui nous donne une garantie réelle, on constate après l'opération que la vaseline et la paraffine se sont collectées dans le 1/3 supérieur du tube, tandis qu'il se produit en quelque sorte une véritable centrifugation du bismuth, tout entier rassemblé au fond du récipient. C'est là un gros ennui dans l'application de cette technique, et qui rend la préparation du mélange très délicate. Le meilleur procédé, à notre avis, celui employé à la clinique du Dr de Fourmestraux, consiste à préparer la pâte dans des vases stérilisés avec des mains dûment aseptiques, avec de la vaseline autoclavée et du sous-nitrate de bismuth lavé à plusieurs reprises.

Au moment de l'usage, le tube est plongé dans un bain-marie à 38-40°, et le mélange fortement agité avant son introduction dans la seringue.

Beck recommande l'emploi d'une seringue spéciale

stérilisée à sec, seringue en verre, qui doit être chauffée à 40°. Ces seringues ont une extrémité non offensante et susceptible de pénétrer dans l'orifice de la fistule. Ce sont, somme toute, les banales seringues en verre, d'un usage courant pour les injections uréthrales faites par des mains extra-médicales, et dont on trouve le modèle dans toutes les officines pharmaceutiques.

Pour notre part nous avons employé simplement une seringue en verre, du type dit de Lüer, et injecté la pâte bismuthée dans la fistule directement, en ayant soin, et cela est un point très important, de désinfecter très soigneusement l'orifice de ladite fistule soit à l'eau et au savon, soit à la teinture d'iode. Quand cela est possible, il nous apparait comme très simple d'introduire un drain taillé en bec de flûte dans le trajet. Ce sont là des conditions techniques qui n'ont qu'une importance toute relative, et qu'on modifiera à volonté suivant les circonstances.

La *dose à injecter* est très variable. En principe, il faudrait remplir de pâte le trajet fistuleux ou la cavité suppurée. Aussi a-t-on injecté jusqu'à 170, 180, 200 grammes de pâte. A la clinique du Dr de Fourmestraux, nous n'avons jamais fait d'injection de plus de 80 grammes; en général, la dose de 20 à 40 grammes nous semble suffisante.

Nous refaisons une deuxième injection 5 ou 6 jours après la première, et ensuite une à peu près par semaine jusqu'à guérison.

On a pu faire également des injections de bismuth dans des abcès tuberculeux non fistulisés, et employé alors une technique analogue à celle qu'on emploie généralement pour les injections modificatrices de naphtol camphré, de chlorure de zinc, etc. Une petite précaution technique à prendre, et qui a son importance, consiste à employer une aiguille dont le calibre soit assez large pour que l'émulsion bismuthée ne l'obstrue pas. Cette aiguille doit, comme la seringue, être chauffée avant l'usage. Dans ces cas, il est inutile de dire que la désinfection de la peau doit être encore plus rigoureuse, si possible, que lorsqu'il s'agit d'une cavité tuberculeuse fistulisée.

L'injection doit être poussée, et c'est là un tour de main un peu spécial à la technique, ni trop vite ni trop lentement. Si l'injection est poussée trop vite, on risque de forcer les parois du trajet fistuleux, de répandre le liquide à injecter dans le tissu cellulaire. Si elle est poussée trop lentement, la vaseline bismuthée, surtout si on y a incorporé de la paraffine, se solidifie tout près de l'orifice cutané et empêche la pénétration du liquide modificateur dans les clapiers éloignés. On conçoit alors que l'effet thérapeutique puisse être mauvais et provoquer des rétentions purulentes.

Une fois l'injection poussée dans le trajet fistulisé, on pose le doigt recouvert d'une compresse stérile sur l'orifice cutané de la fistule, pour empêcher l'issue au dehors du mélange bismuthé. On a proposé de favoriser le refroidissement de la pâte par l'application de glace ; mais cela nous paraît absolument inutile. En cas de fistules multiples, il faut avec de l'ouate ou de la gaze aseptiques boucher temporairement les trajets fistuleux par lesquels on ne fait pas l'injection.

Phénomènes consécutifs à l'injection. — Dans les cas les plus habituels (nous réservons la question des intoxications pour un chapitre ultérieur), l'injection est accompagnée d'une légère douleur : sensation de chaleur, de pesanteur, même de brûlure parfois. Quelques auteurs ont signalé une élévation thermique constante après l'injection du mélange bismuthé. Pour notre part, nous avons vu ce fait ne se produire qu'une fois, et dans ce cas il y avait intoxication.

Somme toute, très peu de phénomènes réactionnels généraux; mais, par contre, des *phénomènes réactionnels locaux intéressants.*

Si l'on change le pansement le lendemain du jour où a été faite l'injection, on constate (si nous prenons un cas typique, par exemple l'injection de 25 à 30 gr. de pâte bismuthée) que le pansement est fortement mouillé par un liquide qui n'a en rien l'aspect de l'écoulement purulent que l'on avait pu constater les jours précédents. C'est un liquide séro-lactescent, contenant en suspension des particules de bismuth. Les jours suivants, ce liquide, parfois très abondant, a absolument l'aspect séreux ; et rien dans ses caractères extérieurs n'évoque l'aspect des suppurations tuberculeuses, si caractéristique. Ce liquide séreux diminue de quantité dans les jours qui suivent l'injection. Dans les cas exceptionnellement heureux, on a pu (Beck) voir la fistule se tarir après une seule injection. Pour notre part, c'est un fait que nous n'avons pas pu constater. Il nous semble qu'en moyenne c'est vers la troisième ou quatrième injection que l'on est à même de constater une modification dans les caractères du trajet fistuleux.

Nous devons faire remarquer de suite qu'il semble qu'on ait de meilleurs résultats encore, quand antérieurement ont été faites dans le trajet des injections d'un liquide modificateur, un quelconque de ceux généralement employés. C'est ainsi que dans deux cas où l'on avait fait des injections de naphtol camphré dans un trajet de fistule trochantérienne persistante, nous avons vu se produire une guérison qui nous a semblé plus rapide que normalement. Est-ce qu'il y a là une simple coïncidence ? Il nous paraît prématuré de conclure.

En pratique, il nous semble indiqué d'enlever le pansement le lendemain de l'injection, alors que, nous l'avons vu, la réaction séreuse peut être très abondante, et ensuite, une fois la région recouverte de gaz stérilisée, de n'y toucher que le plus rarement possible.

Une précaution utile consiste à faire ce pansement légèrement compressif et à immobiliser la région malade, de façon au moins relative.

Il faudra enfin surveiller attentivement l'apparition des moindres symptômes d'intoxication dans ses deux modalités cliniques : forme aiguë ou forme lente.

On a proposé un certain nombre de modifications techniques ; quelques auteurs (Hines en particulier) mélangent à la pâte bismuthée de l'iodoforme dans la proportion de 5 0/0 ; d'autres du salol ; d'autres encore proposent de substituer le carbonate au sous-nitrate de bismuth. Mais ce n'est plus là du tout la méthode de Beck. Nous n'envisagerons nullement ces divers procédés, considérant comme inhérente à la méthode l'injection de bismuth dans sa forme chimique bien déterminée de sous-nitrate.

L'auteur même de la méthode, E.-G. Beck, avait, dans certains cas, ajouté à sa pâte de la formaline à 1 0/0. C'est là une modification de détail qui n'a qu'une importance relative.

Un point plus spécial est le suivant : quelques auteurs, et avec eux le promoteur de la technique, avaient pensé que les sels de bismuth agissaient surtout quand on radiographiait les malades, la pâte devenant alors radio-active (?) et efficace après l'exposition aux rayons Rœntgen. Il semble démontré que l'action de ces rayons ne soit que très aléatoire ; et un des résultats les plus complets que nous ayons enregistrés porte justement sur un malade dont la radiographie n'a pas été faite.

CHAPITRE IV

RÉSULTATS OBTENUS

Les statistiques de Beck sont véritablement impressionnantes; et sur 192 cas traités par lui, il compte 64 0/0 de guérisons, 28,5 0/0 d'améliorés et encore en traitement ; 6 0/0 de non modifiés encore en traitement ; 1,5 0/0 de mort pendant le traitement, mais de cause autre que le bismuth.

Nous ajoutons du reste le détail des cas traités par Beck[1] :

DIAGNOSTIC	Nombre de cas	Guéris	En traitement améliorés	En traitement non modifiés	En traitement morts
Mal de Pott avec fistule	26	13	9	3	1
Coxalgie avec fistule	43	21	19	2	1
Tuberculose du genou avec fistule	5	4	1	»	»
Tuberculose tibio-tarsiene avec fistule	4	3	1	»	»
Tuberculose fistulisée de la main et des doigts	4	4	»	»	»
Tuberculose du sacrum	7	7	»	»	»
Tuberculose du fémur	12	6	6	»	»
Tuberculose du tibia	4	3	1	»	»
Tuberculose du cubitus	2	2	»	»	»
Tuberculose costale	6	4	»	2	»
Tuberculose de la mâchoire	1	1	»	»	»
Empyème ou abcès du poumon avec fistule	19	14	4	1	»
Fistule après tuberculose musculaire	3	2	»	»	»
Fistule après néphrectomie	7	5	2	»	»
Fistule après laparatomie	16	13	1	1	1
Fistule après tuberculose rénale	6	4	1	1	»
Fistule à l'anus	18	13	5	»	»
Fistule des sinus de la face	6	3	3	»	»
	192	123	55	11	3

1. Dujarier, *Journal de chirurgie*, août 1909, n° 2, p. 124.

Ridlon et Blanchard [1] sur 26 cas ont 9 guérisons complètes dans des fistules datant de un à huit ans ; 4 abcès fermés, incisés et injectés en une seule fois, étaient cicatrisés ; 7 cas de fistules tuberculeuses étaient améliorés ; 5 autres cas étaient en traitement seulement depuis une semaine ; 1 seul cas n'avait subi aucune amélioration.

Nové-Josseran et Rendu [2], dans leur Mémoire, sont beaucoup plus pessimistes. Sur 9 cas traités par cette méthode, ils notent 6 échecs et 3 cas douteux, guéris ou améliorés, et concluent en disant que les injections ne peuvent rien quand il s'agit de fistules sous la dépendance d'une lésion articulaire ou osseuse. Ces résultats si pessimistes concordent bien mal avec ceux des autres auteurs, et avec ce que nous avons vu personnellement.

Hines [3] présente 12 cas, dont 4 guérisons, 5 améliorations très nettes et 3 échecs.

Pennington [4] présente 17 cas de fistules à l'anus traitées par injections bismuthées ; dans 13 cas, la fistule avait guéri en moins d'un mois en moyenne ; dans 1 cas, une seule injection avait suffi à amener la guérison. Cette question de l'injection bismuthée dans les fistules

1. Ridlon et Blanchard, *Journal of the american orthopedic Surgery*, sept. 1908.
2. Nové-Josseran et Rendu, *Lyon chirurgical*, avril 1909, t. 1, n° 6, p. 609.
3. Hines, *the Lancet clinic*, 26 sept. 1908, p. 360.
4. Pennington, *the Lancet clinic*, 26 déc. 1908, p. 735.

anales nous paraît devoir être réservée. Pour affirmer le rôle quasi spécifique du bismuth dans la tuberculose, il nous semble qu'il soit nécessaire vis-à-vis de ces cas de savoir s'il s'agit réellement de tuberculose.

Dollinger[1] sur 16 cas obtint 4 guérisons complètes avec de trois à huit injections. Les autres cas sont améliorés, et encore en traitement.

Steinmann[2] présente des conclusions presque aussi pessimistes que celles de Nové-Josserand et Rendu ; il a employé la méthode 5 fois ; elle lui a, dit-il, donné des résultats douteux.

Dujarier[3] a appliqué la méthode 10 fois ; dans 6 cas, et nous croyons de suite pouvoir en faire abstraction, il s'agissait de fistules anales sous-cutanéo-muqueuses, et nous en disons, comme pour les malades de Pennington, que ce sont là des cas nous paraissant peu typiques et que les fistules anales, si elles sont souvent tuberculeuses, ne le sont pas toujours. En revanche, il a eu des améliorations notables dans 1 coxalgie fistulisée, dans 1 fistule d'origine tibiale et dans 1 mal de Pott.

De Fourmestraux[4] a appliqué la méthode sur 13 malades présentant des lésions tuberculeuses fistulisées, malades qu'à l'exception de trois d'entre eux nous avons vus, et au traitement desquels nous avons colla-

1. Dollinger, *Centralblatt für Chirurgie*, 1908, n° 44.
2. Steinmann, *Münchener medizinische Wochenschrifft*, 8 déc. 1908, p. 25-35.
3. Dujarier, *Journal de chirurgie*, août 1909, n° 2, p. 117.
4. De Fourmestraux, *Comm. Société de l'Internat*, déc. 1909.

boré. Ces cas se décomposent de la façon suivante : 1 tumeur blanche du coude fistulisée avec limitation des mouvements ; 1 coxalgie fistulisée ; 1 fistule trochantérienne; 3 spinas-ventosas; 3 fistules anales; 3 testicules tuberculeux fistulisés; 1 tumeur blanche de l'épaule traitée par résection, mais avec persistance d'une fistule au niveau du point drainé. Nous avons pu constater les résultats suivants: *les testicules tuberculeux, les spinas-ventosas, la fistule trochantérienne, sont guéris* ou présentent les caractères extérieurs d'une guérison complète. *La tumeur blanche du coude est guérie.*

La fistule de la tumeur blanche de l'épaule est en voie de guérison. Le traitement a dû être cessé dans la coxalgie fistulisée sous la menace d'accidents d'intoxication. *Dans les 3 fistules anales, les résultats ont été négatifs.*

Si nous analysons ces cas de plus près, nous devons reconnaître que dans les testicules tuberculeux fistulisés les résultats sont tout à fait remarquables. On sait combien sont tenaces les fistules de ce genre, et combien la castration est une ressource ultime et fâcheuse.

Obs. I (personnelle, résumée).

Le nommé Georges Coun, 28 ans, était un homme vigoureux, sans tares pulmonaires appréciables. Il présentait en revanche un testicule bacillaire des plus nets, avec fistule, datant de plus de trois mois. A l'hôpital, quelque temps auparavant, on lui avait proposé une épididymectomie. De Fourmestraux le trouva, en avril 1909, avec un état local si lamentable qu'il lui proposa une castration. Le malade ayant refusé, on le soumit au traitement par la méthode de Beck. De mai à juillet 1909, huit injections du mélange bismuthé amènent l'assèchement complet de la fistule et la guérison apparente. Nous venons de revoir ce malade ces jours-ci, et la guérison s'est maintenue. Cultivateur, il a repris ses occupations et y vaque sans fatigue.

Les deux autres malades, chez qui de Fourmestraux avait également posé l'indication nette de la castration, présentent actuellement tous les caractères d'une guérison complète. Nous tenons à répéter cependant qu'il ne saurait être, en ces cas de guérison absolue, de *restitutio ad integrum*. On sent du reste, chez deux de ces trois malades, des vésicules séminales indurées ; mais les fistules se sont taries et fermées avec une rapidité à laquelle le traitement chirurgical ne nous avait pas habitué.

Les résultats obtenus dans les spinas-ventosas sont également satisfaisants. Traités de la même façon, dans 1 cas avec ablation d'esquilles, dans les 2 autres sans ablation, la fermeture de la fistule a là encore été très rapide.

Le procédé n'a, en revanche, dans les fistules anales traitées à la clinique du Dr de Fourmestraux, donné que des résultats négatifs. Dans le premier cas, fistule ano-sphinctérienne, le liquide de l'injection s'écoulait dans le rectum ; — dans le deuxième cas, fistule borgne externe sus-sphinctérienne, l'injection fut douloureuse et accompagnée d'une poussée fébrile. On a dû dans ces 2 cas, pour obtenir une guérison, en faire la cure opératoire. Le troisième cas est encore en traitement.

Le malade porteur d'une tumeur blanche du coude fistulisée, dont nous donnons plus loin l'observation détaillée, est actuellement guéri. On lui a fait 7 injections en trois mois. L'aspect de l'écoulement a changé ; il est devenu lactescent, puis séreux. Ce malade présente actuellement tous les caractères extérieurs d'une guérison, alors que chez lui plusieurs chirurgiens avaient à plusieures reprises posé l'indication d'une résection du coude. L'injection de bismuth a montré à la radiographie qu'il ne s'agissait peut-être pas d'une lésion étendue du coude, mais peut-être d'une lésion extra-articulaire. En tout cas, ce malade a guéri sans intervention sanglante.

Obs. II (de Fourmestraux, résumée).

Il en est de même du nommé S..., garçon de 17 ans, chez qui, comme dans le cas dont l'observation est rapportée par Mauclaire [1], l'injection de bismuth et le contrôle radioscopique ont permis d'éliminer la nature coxalgique et de faire le diagnostic de fistule à point de départ trochantérien. Il n'est actuellement en traitement que

1. Mauclaire, *Bull. Soc. chirurgie*, 1909.

depuis quatre mois, pendant lesquels on lui a fait 12 injections ; il peut guérir sans intervention sanglante, et est en tout cas très amélioré.

Nous avons vu, en revanche, un résultat franchement mauvais dans un cas de coxalgie fistulisée.

Obs. III (De Fourmestraux, résumée).

Il s'agissait d'une jeune femme de 23 ans, présentant une coxalgie depuis quatre ans, avec fistule dans le triangle de Scarpa, en dedans des vaisseaux. De Fourmestraux lui fit une injection de 80 grammes du mélange n° 1 de Beck, soit un peu plus de 20 grammes de sous-nitrate de bismuth. Il constata le soir des crampes dans les jambes, une diminution nette des urines avec présence d'albumine, et de l'accélération du pouls (120 avec 38°). Le lendemain, l'état était le même avec un peu de gingivite et une langue saburrale. Se souvenant des accidents signalés, il débrida la fistule et enleva avec une petite curette utérine la plus grande partie du mélange bismuthé. Les accidents diminuèrent, puis disparurent. Il est possible, croyons-nous, d'expliquer ces accidents par l'état du rein et du foie de ladite malade.

CHAPITRE V

DE L'INTOXICATION BISMUTHÉE

Le point noir, dans l'application de cette nouvelle et intéressante méthode, consiste dans la possibilité d'accidents d'intoxication due aux sels de bismuth injectés à des doses nécessairement considérables dans l'organisme.

L'intoxication par le sous-nitrate de bismuth est connue depuis déjà de longues années, et c'est, à notre connaissance, Kocher[1] qui la signala pour la première fois en 1882 comme conséquence directe des pansements au sous-nitrate de bismuth après une arthrectomie. Dans ce cas, Kocher, huit jours après l'intervention, observa une coloration noirâtre des urines et une néphrite. On rechercha le bismuth dans les urines, la recherche fut positive. Dans un deuxième cas, où le même chirurgien était intervenu chez une malade pour enlever des ganglions tuberculeux du cou, les plaies avaient été recouvertes de sous-nitrate de bismuth. Le troisième jour, le malade ressentit des douleurs buccales,

1. Kocher, *Sammlung Klin. Vortrage*, 1882, n° 224.

présenta de la gingivite, avec coloration noirâtre des gencives. Dans ce cas, comme dans le premier, l'intoxication fut légère et le malade guérit sans accidents.

Dans un troisième cas, à la suite d'une désarticulation de l'épaule, Kocher pansa la plaie avec les mêmes sels, il se produisit des accidents extrêmement graves : vomissements, diarrhée, collapsus, et le malade succomba au bout d'une semaine. A l'autopsie, on trouva une coloration noirâtre des différents segments du tube digestif. Ce cas malheureux incita Kocher à renoncer aux fortes doses de bismuth dans le pansement des plaies opératoires.

De nombreux cas d'intoxication ont été publiés depuis cette époque par Dalché (1886) [1], Weissmüller (1891) [2], Gaucher (1895) [3], Dreessmann (1902) [4], Mulhig (1901) [5]. Les recherches expérimentales de Steinfeld (1885) [6], de Dalché et Villejean (1887) [7], de Balzer (1889) [8], de Héret (1890) [9], montrent également les dangers des sels de bismuth, soit qu'il s'agisse de sous-nitrate ou d'un sel différent, iodogallate (airol), sous-gallate (dermatol), hydrate d'oxyde, citrate, etc..,

1. DALCHÉ, *Société de médecine légale*, 12 juillet 1886.
2. WEISSMULLER, *Berliner Klinische Wochenschrift*, 1891, n° 51.
3. GAUCHER, *Société médicale des hôpitaux*, 29 nov. 1895.
4. DREESMANN, *Berliner Klinische Wochenschrift*, 901, n° 56.
5. MUHLIG in Lyon, *Traité des maladies de l'estomac*, 1909.
6. STEINFELD, *in* Dujarier, *loco citato*.
7. DALCHÉ et VILLEJEAN, *Archives générales de médecine*, août 1887.
8. BALZER, *Société de biologie*, 1889, p. 537.
9. HERET, *Monographie du sous-nitrate de bismuth*.

Le sujet intoxiqué présente un tableau clinique que l'on peut résumer de la façon suivante : phénomènes buccaux prédominants, stomatite, liséré noirâtre des gencives, taches bleuâtres de la muqueuse buccale. Albuminurie fréquente avec dépôt de bismuth dans l'urine et dans les selles. Enfin dans les cas mortels, très rares, présence de bismuth dans la plupart des organes, surtout la rate et le foie.

Dans un travail récent, Bensaude et Agasse Lafont [1] ont montré le danger des sels de bismuth, non seulement en ingestion, mais encore en applications externes. Ces auteurs montrent que l'uniformité symptomatique des intoxications d'origine externe, que nous schématiserons tout à l'heure, peut être opposée au polymorphisme des accidents provoqués par le sous-nitrate de bismuth pris à l'intérieur.

Ces faits ont incité nombre de radiologues à substituer au sous-nitrate de bismuth le carbonate dans la thérapeutique des affections gastro-intestinales et surtout dans la technique de l'examen radioscopique, où, pour avoir des résultats précis, il convient d'employer des doses très élevées, de 25 à 100 grammes et plus.

Il faut remarquer toutefois que ces accidents, s'ils présentent des caractères d'une extrême gravité, sont aussi à la vérité fort rares, puisque, dans un récent traité, Lyon a pu écrire : « *Personnellement nous n'a-*

1. Bensaude et Agasse Lafont, *Archives des maladies de l'app. digestif et de la nutrition*, janv. 1909, p. 13.

vons observé qu'une fois depuis 15 ans un très léger degré de stomatite bismuthique, qui diparut en peu de jours après cessation de l'administration du médicament [1]. »

Bensaude et Agasse Lafont rapportent dans leur travail [2] deux observations intéressantes où, il est vrai, les accidents à allures graves ne furent pas suivis de mort.

Nous considérerons simplement les accidents qui ont pu être provoqués par le sous-nitrate de bismuth administré en suspension dans de la vaseline ou de la paraffine sous forme d'injection pour le traitement des trajets fistuleux et des cavités tuberculeuses.

Il nous semble, de l'étude des cas que nous avons analysés, que l'on peut diviser ces intoxications en *deux classes très distinctes : intoxication aiguë, intoxication lente.*

Tantôt il y a *intoxication par le métal bismuth.* C'est dans ce cas une intoxication à manifestations lentes, due presque exclusivement à l'usage externe des préparations bismuthées.

Tantôt, au contraire, l'intoxication est provoquée par l'*absorption des nitrites* dus à la décomposition du sous-nitrate. Dans ces cas, on se trouve en présence d'une intoxication aiguë ; et cette forme succède presque toujours à l'introduction des sels dans le tube digestif.

1. Lyon, *Diagnostic et trait. des maladies de l'estomac.*
2. Bensaude et Agasse Lafont, *Archives des maladies de l'app. digestif et de la nutrition*, janv. 1909, p. 21.

Dans la méthode de Beck, il est tout à fait exceptionnel de se trouver en présence d'intoxication à forme aiguë; et c'est à la forme lente que dans la majorité des cas on aura affaire.

Par ordre chronologique, c'est Eggenberger [1] qui signala, en 1908, le premier cas d'intoxication consécutive à la méthode de Beck.

Obs. IV (Eggenberger, résumée).

Ce chirurgien injecte à un garçon de sept ans 30 grammes de pâte pour un abcès pottique, soit environ 10 grammes de sous-nitrate. C'est au bout de six semaines seulement qu'apparurent des vomissements avec pouls à 120, de la stomatite, et, malgré l'ouverture du trajet, l'enfant mourut. A l'autopsie, on nota des lésions intestinales, piqueté hémorrhagique de l'intestin grêle, ulcération de la valvule de Bauhin, et surtout lésions rénales, avec de nombreux cylindres dans les *tubuli contorti,* et desquamation au niveau des tubes droits.

Vers la même époque, Don [2] constata également des accidents graves de stomatite chez une malade, à laquelle il avait fait une injection pour une synovite tuberculeuse (?) du genou droit. Après arthrotomie, ces accidents régressèrent et disparurent. La quantité de pâte avait été assez considérable, 85 grammes environ correspondant

1. Eggenberger, *Centralblatt für Chirurgie,* 1908, nº 43.
2. Don, *the British medical Journal,* 28 nov. 1908, p. 1604.

à peu près à 28 grammes de sous-nitrate de bismuth.

En 1909, David et Kauffmann [1] publient deux nouveaux cas d'intoxication. Dans le premier, on avait injecté 170 gr. de pâte n° 1 (environ 56 gr. de sous-nitrate) à la malade, qui présentait une coxalgie ancienne avec ankylose et fistule. Les phénomènes évoluèrent avec le tableau clinique de l'intoxication lente que nous avons précédemment décrit ; la malade guérit. — Dans le second cas, où l'on avait injecté également 170 gr. de pâte bismuthée chez le malade, qui présentait une coxalgie fistulée, les accidents se terminèrent par la mort 27 jours après l'injection, 17 jours après l'apparition des premiers symptômes.

Ces mêmes auteurs [2], en juin 1909, rapportent trois nouveaux cas d'intoxication bismuthée ; et à la réunion annuelle de la Société médicale de l'Illinois, juin 1909, ils crurent pouvoir conclure de leur expérience personnelle que l'empoisonnement par la pâte est plus fréquent qu'on ne le suppose.

A l'examen des vingt-cinq cas de Cook County, il y eut, à la suite d'injections pour fistules, six malades, chez qui on observa une pigmentation bleue des gencives, signe précoce de l'intoxication selon eux, et qui indique, selon David et Kauffmann, qu'il faut cesser les injec-

1. David et Kauffmann, *the Journal of the american medical Association*, 27 mars 1909.

2. David et Kauffmann, *the Journal of the american medical Association*, 12 juin 1909.

tions de pâte pendant quelque temps. Des six intoxiqués, quatre avaient reçu au moins 6 onces à la première injection (170 grammes), et au moins 10 onces en tout. Un cas mortel se produisit après l'usage de moins d'une once de pâte, L'intoxication se produisit de 10 jours à 6 semaines après la première injection.

L'usage des rayons X n'a pas d'influence, puisque certains malades n'ont pas été radiographiés.

Baccus [1] rapporte, en mars 1908, un cas d'intoxication légère, mais qui rentre difficilement, nous semble-t-il, dans le cadre de notre étude, puisqu'il s'agissait d'une fistule consécutive à une appendicectomie ; 50 grammes de pâte avaient été injectés et au bout de 5 jours on constata des accidents légers.

Le promoteur de la méthode, E.-G. Beck [2], dit n'avoir, à sa connaissance, aucun cas précis d'accident mortel, et un seul cas douteux, qui lui fut communiqué par Roberts. Dans sa pratique très étendue, Beck ne signale que deux cas d'intoxication très légère par le sous-nitrate de bismuth, sur près de deux cents cas dont il rapporte l'observation.

Dans le cas de Reisch [3], la mort survint après une seule injection de 26 cc. de pâte de bismuth à 30 0/0.

1. Baccus, *the Journal of the american medical Association*, 17 avril 1909, n° 16.
2. E.-G. Beck, *the Journal of the american medical Association*, janv. 1909, p. 14.
3. Reisch, *Beiträge zur Klinische Chirurgie*, t. LXX, fasc. 11, nov. 1909.

Obs. V (Reisch, résumée).

Il s'agissait d'une fistule d'origine appendiculaire. Dans les jours qui suivirent l'injection, la température monta à 38°4 ; la plaie ne sécrétait presque plus, mais avait un aspect grisâtre. Quatre jours après, la température monta à 40 0/0 ; une stomatite intense apparut avec liséré gingival ; puis du délire, de la dyspnée, et la mort survint dix jours après l'injection. A l'autopsie le sang fut trouvé laqué, indice d'une hémolyse intense.

Il nous semble que, dans ces différents cas, il importe d'établir une classification. Et tout d'abord nous faisons abstraction des cas d'intoxication d'origine interne. Ils ne rentrent pas dans le cadre de notre étude ; Bensaude et Agasse Lafont les ont magistralement étudiés, mais en réalité ils ne présentent pas une extrême gravité. Qu'il y ait ou non transformation acide et formation de nitrites, le problème est facile à résoudre pour les radiologues ; ils substituent le carbonate au sous-nitrate de bismuth et en obtiennent les mêmes résultats pour l'examen aux rayons X, puisque ces sels sont également imperméables aux rayons Rœntgen.

Dans les intoxications d'origine externe, il faut encore établir une classification, sous-nitrate de bismuth appliqué en pansement sur des plaies ; sous-nitrate de bismuth employé selon la méthode de Beck. Les dangers nous apparaissent tout à fait différents dans les deux cas.

Appliqué à la surface d'une plaie, il est très évident que le sous-nitrate de bismuth sera absorbé très facilement par l'organisme, grâce à sa transformation en nitrites, ou en nature par les capillaires ouverts au niveau de la plaie. Là les dangers d'intoxication nous apparaissent relativement graves, en raison de la très large surface d'absorption que présente une plaie cutanée ou viscérale. Nous n'en voulons de meilleure preuve que le cas si grave signalé par Kocher à la suite d'une désarticulation de l'épaule, et qui lui fit définitivement abandonner sa méthode. C'est cette même possibilité d'absorption des sels de bismuth par une plaie péritonéale qui nous fait considérer comme tout à fait invraisemblable l'idée de pousser une injection de bismuth dans une fistule appendiculaire. C'est vouloir courir au-devant du danger que de mettre ce sel en contact avec la séreuse péritonéale, sur les qualités d'absorption de laquelle nous ne voulons pas insister. Or, nous voyons justement que deux des cas mortels ou suivis d'accidents graves sont consécutifs à cette injection de pâte bismuthée dans un trajet appendiculaire fistulisé. C'est là vouloir discréditer une méthode en se basant sur des arguments de peu de valeur.

Quant aux cas d'intoxication qui se sont produits quand on a employé la méthode de Beck pour ce à quoi elle était destinée, c'est-à-dire à la cure des fistules tuberculeuses, nous voyons que ces cas sont au contraire d'une extrême rareté, et nous n'en trouvons que trois qui présentent une authenticité indiscutable, ceux de David et Kauffmann, d'Eggenberger et de de Fourmestraux. Les deux premiers seuls ont été suivis de mort ; et dans le cas que nous connaissons le mieux, le dernier, il s'agissait d'une malade dont l'état général était extrêmement fâcheux, dont le rein et le foie étaient en état d'infériorité physiologique, malade déjà profondément infectée. Les accidents cessèrent du reste avec une extrême rapidité dès le moment où l'on débrida la fistule.

De sorte que nous ne pouvons admettre sans protester cette proposition, que nous voyons récemment formulée par un chirurgien de Berck, que la méthode de Beck, à la suite des cas d'intoxication, semblait devoir être condamnée d'une façon définitive [1].

Il est encore un élément sur lequel il convient d'insister touchant ces intoxications, dont l'histoire est très complexe, et qui pourraient arrêter l'essor d'une méthode qui nous paraît très intéressante dans son ensemble, c'est le *caractère de pureté chimique du sous-nitrate de bismuth*.

Ce sel peut en effet être impur, renfermer du plomb, de l'antimoine, du cuivre et surtout de l'arsenic, qui provoquent des accidents presque identiques à ceux de l'intoxication bismuthée. Aussi nous semble-t-il tout à fait nécessaire, à l'exemple de de Fourmestraux, d'employer du sous-nitrate de bismuth chimiquement pur

1. Calvé, *Archives médico-chirurgicales de province*, janv. 1910, n° 1.

et rigoureusement lavé dans la préparation de la pâte à injecter.

Sous-nitrate de bismuth pur, reins et foie du malade fonctionnant normalement, l'injection de la pâte de Beck dans une cavité ou dans une fistule tuberculeuses nous semble présenter un danger très faible et qui est largement compensé par les avantages thérapeutiques inhérents à cette méthode. Il est possible qu'au niveau de l'intestin, les nitrites élaborés par la flore intestinale produisent par leur résorption rapide des accidents aigus, ou que le milieu alcalin intestinal transforme le sous-nitrate en sel soluble ; mais il ne saurait en être de même au niveau d'une fistule ou d'une cavité tuberculeuses où les mêmes phénomènes chimiques ne peuvent se produire.

La détermination de *la dose toxique* nous semble très difficile à préciser. Les accidents se sont produits dans un cas après l'injection de 10 grammes de pâte, le plus souvent après l'injection de 150, 170 grammes. Il y a là certainement un coefficient individuel qu'il est difficile d'apprécier ; et nous croyons conclure personnellement (c'est là une impression plutôt qu'une affirmation) que dans la grande majorité des cas l'injection d'une dose de 50 à 60 grammes de pâte, dose suffisamment thérapeutique, ne présente pas de danger, pourvu que les reins et le foie du malade traité ne présentent pas de lésions trop accentuées.

Il est évident qu'à l'apparition des premiers symptômes, comme nous l'avons vu faire dans le cas que nous rapportons personnellement, on débride largement le trajet fistuleux.

Cependant nous devons reconnaître que dans les grands trajets, mal de Pott, coxalgie, et c'est là justement des cas où l'on aura affaire à des malades infectés, on emploiera cette méthode avec la plus grande prudence, non pas tant peut-être en raison directe de la dose à injecter que de l'état général du malade.

Évidemment la méthode de Beck comporte quelque danger, mais elle a des résultats thérapeutiques incontestables ; et l'on ne doit pas oublier que l'on s'adresse à des malades tuberculeux, fistulisés et infectés, dont le sort et l'avenir sont, en tout état de cause, extrêmement précaires.

CHAPITRE VI

MODE D'ACTION

Le mode d'action de la pâte bismuthée, que l'on emploie l'un quelconque des mélanges proposés, s'il est indéniable, est difficile à définir. Il semble néanmoins que l'injection agisse de deux façons : de *façon mécanique* et de *façon antiseptique*.

L'action antiseptique est la plus difficile à interpréter. Cette action est manifeste, et si nous sortons pour un instant du cadre de notre sujet, nous sommes amené à constater que la pâte bismuthée agit dans certains cas où les pansements aseptiques répétés, les antiseptiques les plus variés, n'avaient donné aucun résultat.

Nous avons été à même de voir il y a quelques semaines un malade de 17 ans, amené à l'examen du Dr de Fourmestraux par le Dr J. Thuillard (de Maintenon).

Obs. VI (Dr Thuillard, résumée).

Ce garçon présentait une large perte de substance de la paroi abdominale, un peu au-dessous de la 10e côte droite. A l'extrémité interne de cette perte de substance aboutissait une fistule qui conduisait le stylet jusqu'à un vaste clapier, qui décollait la paroi jusque dans la région xyphoïdienne. Cette suppuration à tendance chronique de la paroi abdominale avait un aspect tel qu'à première vue elle évoquait non une collection superficielle, mais un phlegmon d'origine profonde, viscérale. Dans les antécédents du malade on relevait seulement ce fait qu'un médecin avait dans cette région, dix-huit mois auparavant, fait toute une série d'injections de paratoxine. Malgré des pansements faits avec une rigoureuse asepsie, des attouchements antiseptiques, la plaie n'avait aucune tendance à la guérison, quand le médecin traitant eut l'idée, par analogie à ce qu'il avait vu faire pour des malades présentant des tuberculoses fistulisées, d'injecter dans le trajet de la pâte bismuthée. En quelques jours, la suppuration se modifia, la plaie bourgeonna. La sécrétion, d'abord séro-lactescente, puis séreuse, présenta un aspect identique à celui qu'elle offre dans le cas d'injections bismuthées pour fistules tuberculeuses, et la guérison se fit en quelques semaines avec une rapidité vraiment étonnante.

C'est là un cas que nous avons vu, observé, et où l'action du bismuth fut tout à fait remarquable, puisque depuis plus d'un an toute espèce de pansement avait échoué dans une lésion qui cependant ne présentait aucun caractère de bacillose. Ce fait clinique nous montre une fois de plus l'action précise du sous-nitrate de bismuth comme antiseptique, dans une observation où nous regrettons seulement de n'avoir pas fait l'examen bactériologique.

Cette observation nous fait venir à la mémoire les expériences de Kocher qui, mélangeant du sous-nitrate de bismuth à de la viande hachée, et mettant le tout à l'étuve, avait remarqué que, tandis que la viande témoin présentait au bout de 24 heures une odeur fétide, la viande bismuthée ne répandait la même odeur qu'au bout d'une période variant de 60 heures à 6 jours. En faisant des cultures sur de la gélatine bismuthée, Kocher nota également un retard dans les cultures, en particulier pour les microbes de la putréfaction, qui ne poussaient pas en milieu bismuthé. Ce fait est intéressant, quand on sait avec quelle facilité les microbes banaux de la suppuration poussent sur des milieux de culture contenant quelques gouttes d'acide phénique ou de sublimé.

Malgré tout, nous ne pouvons croire que seul le rôle antiseptique du bismuth soit suffisant à assurer les résultats que nous avons vu obtenir dans certains cas. E.-G. Beck avait émis l'idée que le sous-nitrate de bismuth pouvait devenir radio-actif après son exposition aux rayons Rœntgen ; il avait même cherché à augmenter cette radio-activité par l'addition de formaline au mélange bismuthé. Mais le fait que la guérison a été obtenue, dans nombre de cas, sans l'exposition des malades aux rayons X après l'injection, montre que, si tant est qu'elle existe, cette radio-activité n'a qu'une influence secondaire.

Au contact des tissus, le sous-nitrate de bismuth se transforme-t-il en albuminate de bismuth ? Se formet-il, au contact des milieux alcalins, des nitrites dont l'action nous échappe ? Une transformation existe évidemment, puisque le sous-nitrate de bismuth, sel insoluble, peut être absorbé, témoin les cas d'intoxication par ce sel. Mais quelle est-elle ? Nous n'en savons encore rien et ne pouvons la définir.

Nous avons vu que l'écoulement purulent se transformait en un écoulement séro-purulent, puis séreux. Beck [1] a montré qu'en plus de ces modifications extérieures dans l'aspect du liquide, il se produisait dans ledit écoulement des modifications bactériologiques intéressantes. Il a cultivé des échantillons de pus pris quotidiennement au niveau des fistules traitées ; et il a pu ainsi constater que les microbes de la suppuration surajoutée aux lésions tuberculeuses disparaissaient assez rapidement. Il a également recherché les bacilles, particulièrement dans les fistules pleurales; très rapidement on voyait l'écoulement devenir stérile. Il nous semble qu'on doive établir mieux qu'une relation de coïncidence entre cette disparition de la septicité et l'action antiseptique du sous-nitrate de bismuth.

Plus précise nous semble l'action mécanique de l'injection bismuthée ; et quelques auteurs ont pu prétendre, et avec eux Ridlon et Blanchard [2], qu'un mélange

1. E.-G. Beck, *the Journal of the american medical Association*, 14 mars 1908, p. 868 et suivantes.

2. Ridlon et Blanchard, *Journal of the american orthopedic Surgery*, sept. 1908.

de cire et de vaseline donnait les mêmes résultats que la pâte bismuthée.

Cette action mécanique est précise et intéressante. E.-G. Beck[1] a cherché, par des expériences sur l'animal, à se rendre compte du mode d'action de son mélange. Il en a injecté dans le péritoine, dans les muscles, sous la peau de cobayes. Dans le péritoine, la pâte ne s'encapsule pas ; elle se collecte dans les anfractuosités, mais n'adhère que par places à la séreuse. Tout autre est son mode d'action à l'intérieur des tissus. Là la pâte s'encapsule ; de plus, il y a pénétration de la masse par des cellules arrondies ; et avec un éclairage convenable, il est facile de se rendre compte que les espaces situés entre les cristaux de bismuth sont remplis de cellules conjonctives jeunes. Autour du mélange, il y a une réaction des tissus aboutissant à la formation d'assises concentriques de cellules conjonctives allongées; par place, on trouve du tissu fibreux. Si l'injection a été faite dans le muscle, toute la région comprise en dehors de la capsule conjonctive est parsemée de cellules polymorphes, tantôt courtes, tantôt longues et tantôt en fuseaux. Ces cellules s'insinuent dans les espaces conjonctifs qui séparent les fibres musculaires. Il est possible que la masse bismuthée agisse sur les parois du trajet fistuleux en favorisant la réaction du tissu conjonctif, en favorisant également une leucocytose qui

1. Beck, *in* Dujarier, *loco citato*.

permette la cicatrisation. Dans les cavités osseuses, la pâte bismuthée paraît agir comme le plombage de Moseting-Moorhof, qui favorise la guérison en permettant le remplacement progressif du plombage iodoformé par du tissu osseux. Suivant l'heureuse expression de Dujarier [1], le mélange bismuthé sert de cadre à l'édification de nouveaux tissus qui finiront par se substituer totalement à lui.

1. Dujarier, *loco citato.*

CHAPITRE VII

OBSERVATIONS

Obs. VII (Beck, résumée).

Il s'agissait d'une fillette de 6 ans, vue en mars 1906. Cette fillette avait, depuis deux ans, une fistule provenant d'un abcès froid du psoas ; elle fut injectée par Ch. Beck et radiographiée. La radiographie fit rapporter à une tuberculose des 2e et 3e vertèbres lombaires la cause de l'abcès. Il ne se produisit, à la suite de l'injection, aucun accident ; au contraire, la fistule ne donna plus d'écoulement et, finalement, elle s'oblitéra. Deux mois après la première injection, qui avait à elle seule amené la guérison, on refit une radiographie et l'on constata que la pâte avait été résorbée. Beck pensa que le résultat obtenu n'était peut-être que temporaire et il suivit avec soin sa malade : or jamais il ne constata la moindre récidive et aujourd'hui, après trois ans, la malade peut être considérée comme guérie.

Obs. VIII (Beck, résumée).

Une jeune fille de 18 ans fait, en 1901, un abcès dans la région de la hanche droite ; il s'établit une fistule qui suppure jusqu'en 1906. Beck voit la malade à cette époque ; il l'opère sans radiographie préalable : le trajet est ouvert et différents trajets et poches réséqués ; on ne trouve pas de points osseux. La fistule persiste et la malade quitte l'hôpital en juillet 1906. Elle revient en novembre avec de la fièvre. Injection bismuthée ; la radiographie montre combien la première intervention a été insuffisante : il existe des prolongements dans le bassin et à la face antérieure de la cuisse ; le point d'origine est l'os iliaque. Une opération radicale étant impossible, Beck se contente de mettre à nu l'os iliaque et de le cureter. Dans la suite, il continue les injections bismuthées. Le 30 janvier 1907, la malade quitte l'hôpital guérie. La fistule est restée fermée jusqu'à la publication du mémoire de Beck (juin 1908).

Obs. IX (Beck, résumée).

Une jeune fille, née en Allemagne, sans antécédents bacillaires, présente, à 7 ans, une tuméfaction du genou droit.

Malgré un traitement immobilisateur, un abcès froid se déclare et s'ouvre à l'extérieur. Première opération à Fribourg-en-Brisgau ; au bout de 7 semaines, l'enfant quittait l'hôpital avec un abcès allant du genou au milieu du tibia, et deux autres petits abcès près de la jointure. Deuxième et troisième opérations, sans aucun résultat. Les parents conduisent l'enfant à Tubingen, où Bruns fait une quatrième opération : la malade garde ses trois fistules. En 1903, l'enfant part pour l'Amérique, où Beck la voit le 21 mars 1907, âgée de 13 ans, 6 ans après l'apparition des fistules. Ces fistules ne se sont jamais taries, et ont nécessité un pansement journalier.

Une radiographie, sans injection préalable de bismuth, montre une jointure presque détruite, avec des lésions étendues des extrémités articulaires ; on croit voir un séquestre du tibia.

Beck propose une résection qui est refusée par les parents.

Le 29 mars 1907, il pratique une opération partielle avec ablation aussi complète que possible des séquestres. Comme les trois fistules persistent toujours, on essaye la méthode de Bier pendant quatre mois, mais sans aucun succès. Le 3 octobre 1907, on commence les injections de bismuth : tout de suite les fistules montrent une tendance à la guérison. Après trois injections, à un mois d'intervalle, les abcès sont presque totalement cicatrisés et on ne peut qu'avec difficulté pratiquer la quatrième injection. A partir de ce moment, les fistules se cicatrisent complètement ; l'état général se relève ; les douleurs disparaissent ; l'enfant peut quitter ses béquilles, ce qu'elle n'avait pas fait depuis sept ans ; elle marche et saute sur sa jambe malade ; son poids a augmenté de 15 livres. Une dernière radiographie, prise cinq mois après la fermeture de la fistule, montre que près des 3/4 du bismuth injecté ont été absorbés. Dans l'épiphyse fémorale, on ne voit plus que quelques gouttes de bismuth là où précédemment existait un amas de pâte du volume d'une demi-rotule.

Obs. X (Dujarier, résumée).

Il s'agit d'un homme de 35 ans, que Dujarier avait opéré pour une tuberculose fistulisée à l'extrémité du tibia gauche, ne communiquant pas avec l'articulation. La perte de substance avait le volume d'une prune, et les parois suintaient abondamment.

Il remplit la cavité avec la pâte n° 1 et ne fit le pansement que 10 jours après : la sécrétion était presque tarie, et la plaie, très rétrécie, présentait un excellent aspect. Dujarier a alors fait radiographier ce malade, et a pu constater qu'il existait déjà une diminution considérable de la cavité.

A ces observations résumées nous ajoutons, en manière de péroraison, deux observations personnelles absolument frappantes, dont l'une avec des clichés radiographiques que nous devons à l'obligeance du Dr de Fourmestraux.

Obs. XI (personnelle).

ORCHI-ÉPIDIDYMITE TUBERCULEUSE FISTULISÉE. — INJECTION DE PATE BISMUTHÉE. — GUÉRISON.

Pierre Besn., 29 ans, mécanicien ajusteur, présente un testicule tuberculeux avec une fistule au lieu d'élection et avec tous les caractères classiques des fistules bacillaires ; bords amincis, violacés, etc. L'histoire clinique de ce malade est complexe. Extrêmement vigoureux, d'aspect athlétique, il n'a commencé à souffrir de son testicule qu'il y a trois ans. Il a erré de service en service et d'hôpital en hôpital. On a fait sur son testicule tous les diagnostics : syphilis, cancer, tuberculose, etc. Cathelin lui a proposé une épididymectomie en 1908. A Lariboisière, on lui a proposé une castration. — Il est examiné une première fois en janvier 1909, par le Dr de Fourmestraux, qui devant l'état du testicule et de l'épididyme, en raison de la fistulisation cutanée et d'une légère ascension thermique, qui se produit régulièrement depuis quelque temps, conseille également une castration que le malade refuse avec énergie. Il est soumis pendant six semaines à des applications quotidiennes de la bande de Bier, qui ne donnent aucune espèce de résultat, si ce n'est une augmentation notable du volume du testicule et une exacerbation des douleurs.

Au mois de mai 1909, on fait sans grand espoir une injection du mélange n° 5, 12 à 15 cc. Aucune réaction, ni locale ni générale. Les caractères de l'écoulement purulent changent du tout au tout ; le liquide devient en quelques jours séro-lactescent, puis séreux. On fait alors tous les huit jours une injection de 12 à 15 cc. de pâte bismuthée. Au bout de 1 mois 1/2, l'écoulement purulent est absolument tari ; et fin juin la fistule était fermée.

Nous avons revu le malade ces jours-ci : il présente tous les caractères extérieurs d'une guérison complète. Mais le toucher rectal permet de sentir des vésicules séminales indurées, caractère qui nous montre nettement que les lésions organiques de ce malade ne sont pas toutes entièrement guéries ; que le processus tuberculeux n'est pas absolument éteint. Mais sa fistule est guérie.

Fait intéressant : il avait ébauché une psychose grave, qui a tout à fait disparu. Et, mécanicien ajusteur, il travaille toute la journée debout à l'étau, et cela sans fatigue ni douleurs.

Obs. XII (personnelle).

TUMEUR BLANCHE DU COUDE AVEC ANKYLOSE PARTIELLE, OU OSTÉITE DE L'EXTRÉMITÉ SUPÉRIEURE DU CUBITUS. — INJECTIONS DE PATE BISMUTHÉE. — GUÉRISON.

LEV., 23 ans, ouvrier typographe.

Les antécédents héréditaires du malade ne présentent rien de spécial. Dans ses antécédents personnels on relève une bronchite secondaire à une rougeole, vers l'âge de 12 ans ; et jusqu'à 20 ans tous les hivers il tousse pendant quelques semaines. Malgré cela, il est pris au service militaire ; il fait pendant 18 mois son service d'une façon normale. Au bout de ce temps, il ressent une gêne dans les mouvements de l'articulation du coude, et à l'infirmerie (1908) on constate un empâtement de l'extrémité supérieure des os de l'avant-bras. Il entre à l'hôpital du Mans, où on lui incise cet empâtement. Il s'écoule une quantité notable de pus. A la suite de l'incision, la température, qui avait oscillé entre 37°5 et 38°5, descend à la normale, mais il persiste une fistule pour laquelle les médecins traitants lui font, après curettage du trajet, successivement des injections de liquides modificateurs, que nous pensons, d'après les dires du malade, être du naphtol camphré ou de l'éther iodoformé.

Nous voyons ce garçon pour la première fois au mois de juillet 1909. C'est un homme d'aspect peu vigoureux, de teint blafard, et qui présente le facies d'un tuberculeux. L'auscultation révèle du reste une obscurité respiratoire au sommet du poumon gauche ; une

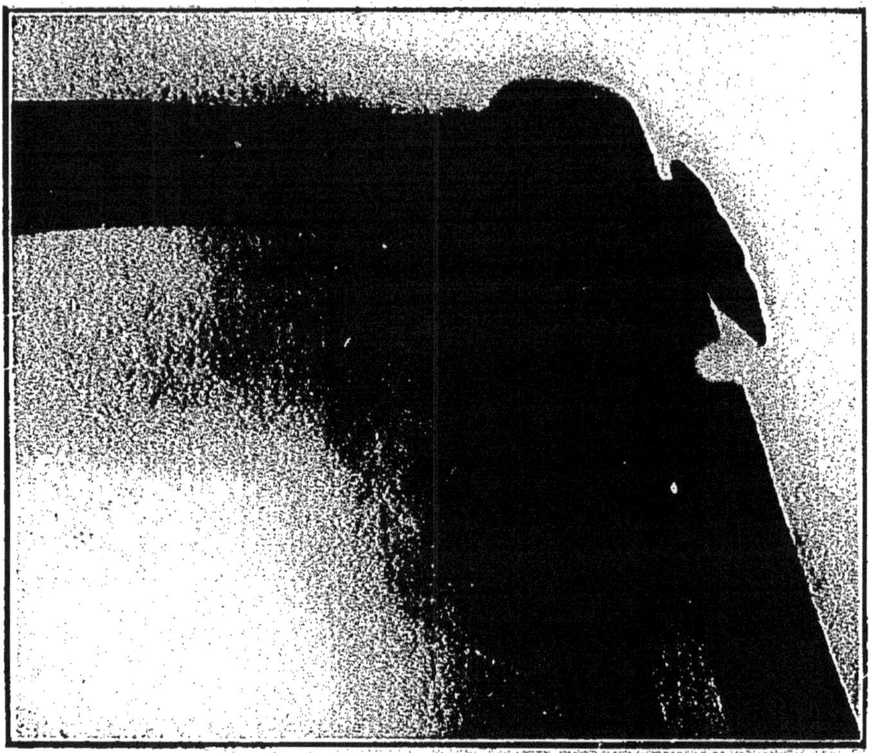

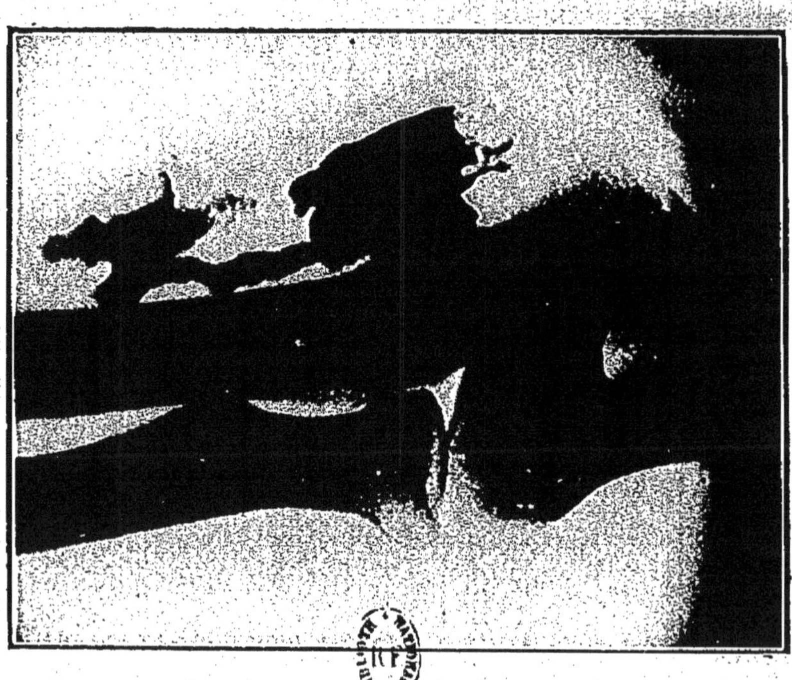

Clichés du Laboratoire de Radiographie Legeay, de Chartres.

(*Communiqués par le Dr de Fourmestraux.*)

inspiration soufflante, une expiration prolongée au sommet droit. Le timbre de la voix, rauque et légèrement voilé, nous fait craindre une localisation laryngée. Malgré cela, l'examen laryngoscopique donne des résultats absolument négatifs. Localement on constate un empâtement marqué de la région épitrochléenne. Cette région est légèrement douloureuse à la palpation; les mouvements d'extension et de flexion sont limités d'une façon légère, mais nette. Un point osseux très douloureux est senti un peu au-dessous du bec olécranien; et la palpation réveille également une douleur exquise au niveau de l'insertion des muscles épitrochléens... Il existe enfin une fistule à un travers de doigt au-dessous du pli du coude, dans le segment interne de l'extrémité supérieure de l'avant-bras. Cette fistule présente les caractères classiques des fistules bacillaires, et par ses bords amincis et violacés s'écoule un liquide granuleux, purulent, d'aspect tout à fait caractéristique; le stylet s'enfonce seulement de 3 centimètres environ. Mais on a nettement la sensation que la fistule est plus étendue, car on ne peut arriver sur un point osseux dénudé.

Le 28 juillet on injecte 30 cc. du mélange de Fourmestraux. L'injection est indolore ou peu douloureuse, Le lendemain le malade présente une légère ascension thermique et une courbature généralisée, mais pas de phénomènes graves. La radiographie ci-jointe, faite le jour même de l'injection, montre que le trajet fistuleux était en réalité beaucoup plus étendu que ne pouvait le faire supposer la simple exploration par les moyens habituels. La fistule suit le bord supéro-externe du cubitus en un long trajet qui aboutit à un clapier situé au niveau de l'extrémité supérieure et postérieure de cet os, à

3 centimètres environ du bec olécranien. Le point de départ des lésions semble se trouver soit au niveau de l'épitrochlée, soit au niveau de l'olécrâne. Une radiographie faite de face au laboratoire Legeay, sur les indications du Dr de Fourmestraux, semble montrer que peut-être le point de départ des lésions est uniquement cubital et extraarticulaire. Quoi qu'il en soit, le résultat thérapeutique fut extrêmement intéressant.

L'injection avait été faite uniquement dans un but diagnostique, et en réalité elle eut un rôle curateur indéniable. La seconde injection, faite quinze jours plus tard, ne permit la pénétration dans le trajet que de 15 cc. de pâte bismuthée. Depuis cette époque jusqu'au mois de janvier 1910, on fit une injection tous les mois, c'est-à-dire sept injections de 10 à 25 cc. de pâte bismuthée. Nous venons de voir le malade ces jours-ci ; le résultat est véritablement étonnant ; la fistule s'est fermée et ce garçon présente tous les caractères extérieurs d'une guérison, si tant est qu'on puisse prononcer ce mot dans, un cas de tuberculose évidente.

CHAPITRE VIII

CONCLUSIONS

I. — L'injection du mélange bismuthé dans les fistules et cavités tuberculeuses a une action indéniable sur ces trajets et ces cavités, de quelque façon qu'on interprète ce mode d'action.

II. — Les mélanges qui semblent avoir donné les meilleurs résultats sont les suivants :

1°	Sous-nitrate de bismuth	33 gr.
	Vaseline stérilisée	67 »

(Formule de Beck.)

2°	Sous-nitrate de bismuth *lavé*.	33 gr.
	Paraffine purifiée par centrifugation à chaud. .	7 »
	Vaseline stérilisée	60 »

(Formule de de Fourmestraux.)

III. — Il nous paraît prématuré de tirer des conclusions fermes des observations que nous présentons ; elles ont cependant à nos yeux une grande valeur, en ce que les malades ont été suivis pendant près d'un an.

IV. — Les dangers d'intoxication sont réels, mais moins grands qu'on ne l'a dit.

Dans les lésions tuberculeuses à trajet fistuleux court,

dans les cavités tuberculeuses peu profondes, dans lesquelles il n'est pas nécessaire d'introduire de fortes doses de sous-nitrate de bismuth, la méthode de Beck constitue une excellente technique.

Dans les fistules à long trajet, les cavités tuberculeuses larges et profondes, c'est avec une extrême prudence qu'on doit l'employer, en raison des propriétés nocives du sous-nitrate de bismuth injecté à haute dose, et cela d'autant plus que les reins, le foie, les organes de défense des malades, tuberculeux, fistulisés et infectés, auxquels on fera ces injections, présentent des altérations cellulaires qui rendront aléatoire la lutte contre une intoxication nouvelle.

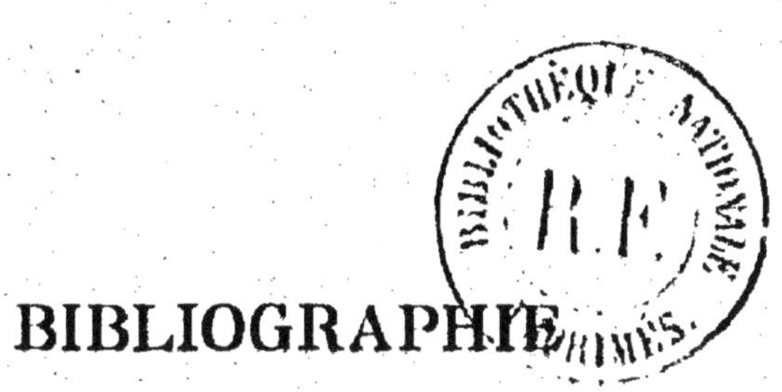

BIBLIOGRAPHIE

Aemmer. — *Schweiz. Corresp.* 1897 (intox. par l'airol).

Baccus. — *Empoisonnement par le bismuth.* The Journal of the american medical Association, 17 avril 1909, p. 16.

Balzer. — *Expériences sur la toxicité du bismuth.* Soc. de biologie, 1889, p. 537.

E.-G. Beck. — *Nouvelle méthode de diagnostic et de traitement par la pâte de bismuth des fistules et cavités bacillaires.* The Journal of the american medical Association, 14 mars 1908, p. 868.

— *Nouvelle méthode d'exploration des trajets fistuleux et des cavités abcédées.* Archives of the Rœntgen Ray, juin 1908, p. 64.

— *Des effets toxiques du sous-nitrate de bismuth.* The Journal of the american medical Association, janv. 1909, p. 14.

— Congrès international de la tuberculose, Washington, octobre 1908.

— Illinois state medical Journal, 1906, avril 1908.

Jos.-C. Beck. — *Traitement des suppurations de l'oreille, du nez et de la gorge par la pâte de bismuth.* The Journal of the american medical Association, 9 janv. 1909, p. 117.

Bennecke et Walter Hoffmann. — Munis. Medici. Woch., 1906, n° 19. *Intoxication chez un nourrisson par le sous-nitrate de bismuth à l'intérieur.*

Bensaude et Agasse Lafont. — *Les intoxications par le sous-nitrate de bismuth administré à l'intérieur.* Archives des mal. de l'app. dig. et de la nutrition, janv. 1909, p. 13.

Böhme. — *Uber Nitrivergiftung nach interner Darreichung von Bismuthum subnitricum.* Archives g. exp. Pathol. u. Pharm., 1907, LVII, p. 441.

Bricka. — Thèse de Strasbourg, 1864. *Du sous-nitrate de bismuth et de ses applications.*

J. Calvé. — Archives médico-chirurgicales de province, janv. 1910. *La Méthode de Beck.*

Chassevant. — Article *Bismuth* in Dict. de physiol. de Richet, t. II, 1896.

Cohn. — Therapeut Monatsheft, 1896, p 466.

Dalché. — *Accidents consécutifs à un pansement par le sous-nitrate de bismuth.* Soc. de méd. légale, 12 juillet 1886.

Dalché et Villejean. — *Recherches expérimentales sur la toxicité des sels de bismuth.* Arch. générales de médecine, août 1887. Bull. de thérap., nov. 1888.

David et Kauffmann. — *Deux cas d'empoisonnement dont un fatal, à la suite d'injection de pâte au bismuth.* The Journal of the american medical Association, 27 mars 1909.

— *Empoisonnement par le sous-nitrate de bismuth,* in the Journal of the american medical Association, 12 juin 1909.

Dollinger. — Centralblatt für Chirurgie, 1908, n° 41.

Don. — *Case of bismuth poisonning.* The british medical Journal 28 nov. 1908, p. 1604.

Dreesmann. — *Uber Wismuth intoxication.* Berliner Klinisch Wochenschrift, 1901, n° 36.

Dubreuilh. — *Erythème généralisé après administration du sous-nitrate de bismuth à l'intérieur.* Bull. gén. de thérap., 23 avril 1897, p. 229.

Dujarier. — *Sur l'emploi de la pâte bismuthée dans le traitement des trajets fistuleux et des cavités suppurantes, et en particulier dans la tuberculose.* Journal de chirurgie, août 1909, n° 2, p. 117.

Durbach. — *Materia medica,* p. 238.

Eggenberger. — *Wismuthergeftung durch injections behandlung nach Beck.* Centralblatt für Chirurgie, 1908, n°s 43, 44 et 51.

Elsner. — *Einige Bemerkungen über di Bismutose.* Archiv. f. Verdauungskr., Bd VIII, Heft 6.

De Fourmestraux. — Bull. de la Société de l'Internat, déc. 1909. *Sur le traitement des fistules tuberculeuses par les injections de pâte bismuthée. Méthode de Beck.*

— *Les injections de sous-nitrate de bismuth dans les fistules tuberculeuses.* Archives médico-chirurgicales de province, fév. 1910, p. 69.

Gaucher et Bailli. — *Sur l'intoxication par le sous-nitrate de bismuth dans le pansement des plaies.* Journal de pharmacie et de chimie, 1896, p. 200. Soc. méd. des hôpitaux, 29 nov. 1895 Semaine médicale, n° 60, p. 518.

Girbal et Lazowski. — *Du sous-nitrate de bismuth considéré au point de vue médical et toxicologique.* Annales cliniques de Montpellier, 1856.

Hægler. — Klinische Beitrage zur Chirurgie, fasc. 15. *Expériences sur le dermatol et l'airol.*

Héret. — *Monographie du sous-nitrate de bismuth.*

Hines. — *Sur les injections à la pâte de vaseline et bismuth.* The Lancet clinic, 26 sept. 1908, p. 360.

Kœste. — *Die Thorerde, Thorium oxydatum angydricum, in der Röntgenologie der menschlichen Magendarmkanals. ein Erganzungsmittel und teilweiser Ersatz des Wismuthpräparate.* Munch. Med. Woch , nᵒˢ 33 et 51, 1908.

Hayem. — *De l'emploi du sous-nitrate de bismuth dans les maladies du tube digestif.* Soc. de l'Internat, mai 1907.

Hoppe Leyler. — Mich. f. d. Schlesw. Holst. Aerzte. Kiel, I, 43, 1892. *Zur Kenntniss der Wismuth präparate und der Verwandung imloslicher Substanzen in Verdanungskanal.*

Sarenski. — *Contribution à l'étude de l'action pharmacologique et thérapeutique des phénates de bismuth.* Arch. des Soc. biol., II, 246, Saint-Pétersbourg, 1893.

Kerner. — *Geschichteeiner todlichen Vergiftung durch basisches salpetersaures Wismuth.* Heidel. Klin., 1829, v. 348.

Klemperer. — *L'escalin, mélange de glycérine et d'aluminium, comme moyen pour arrêter les hémorrhagies gastro-intestinales et cicatriser les ulcères de l'estomac.* Die Therapie der Gegennart, mai 1907, sept. 1908.

Kocher. — *Sur les moyens les plus simples pour obtenir la réunion des plaies sans drainage.* Sammlung KlinischerVortrage, 1882, nº 224.

Lyon. — *De la cure de sous-nitrate de bismuth dans les affections de l'estomac.* Archives des mal. de l'app. digestif, août 1907.

— *Diagnostic et traitement des maladies de l'estomac*, p. 315, 1909.

Mülhig *in* Lyon. — *Diagnostic et traitement des maladies de l'estomac*, 1909.

Nové-Josseran et Rendu. — *Sur le traitement des trajets fistuleux par le mélange bismuthé d'E.-G. Beck.* Lyon chirurgical, avril 1909, p. 609.

Odier. — Journal de Médecine et de Chirurgie pharm., 1786, t. LXVIII, p. 49.

Orfila. — *Traité de toxicologie*, 5ᵉ éd., 1852, t. II, p. 10.

Pennington. — *De la pâte bismuthée dans le traitement des fistules rectales.* The Lancet clinic, 26 déc. 1908, p. 735.

Petersen. — *Un cas d'intoxication par le sous-nitrate de bismuth.* Deutsch. Med. Woch, 1883, nº 25.

Pott. — *Observationum et animadversionum chymicarum circa sel commune et Wismuthuni.* Berolini, 1739.

Ridlon et Blanchard. — Journal of the american medical orthopedic Surgery, sept. 1908.

Serre de Dax. — *Exemple de la mauvaise préparation de sous-nitrate de bismuth livré aux praticiens de province*

Steinfeld *in* Dujarier, *loco citato.*

Steinmann. — *Traitement des trajets fistuleux par la méthode de Beck.* Munch. Med. Woch., 8 déc. 1908, p. 2535.

Stoeckel. — *Intoxication par l'airol.* Centralblatt für Chirurgie, 1909, nº 23.

Weismuller. — *Deux cas d'intoxication par le dermatol à l'extérieur.* Berlin. Klin. Woch., 1891, nº 51.

Mauclaire. — Bull. Soc. Chirurg., 1909.

Poitiers. — Société française d'Imprimerie.

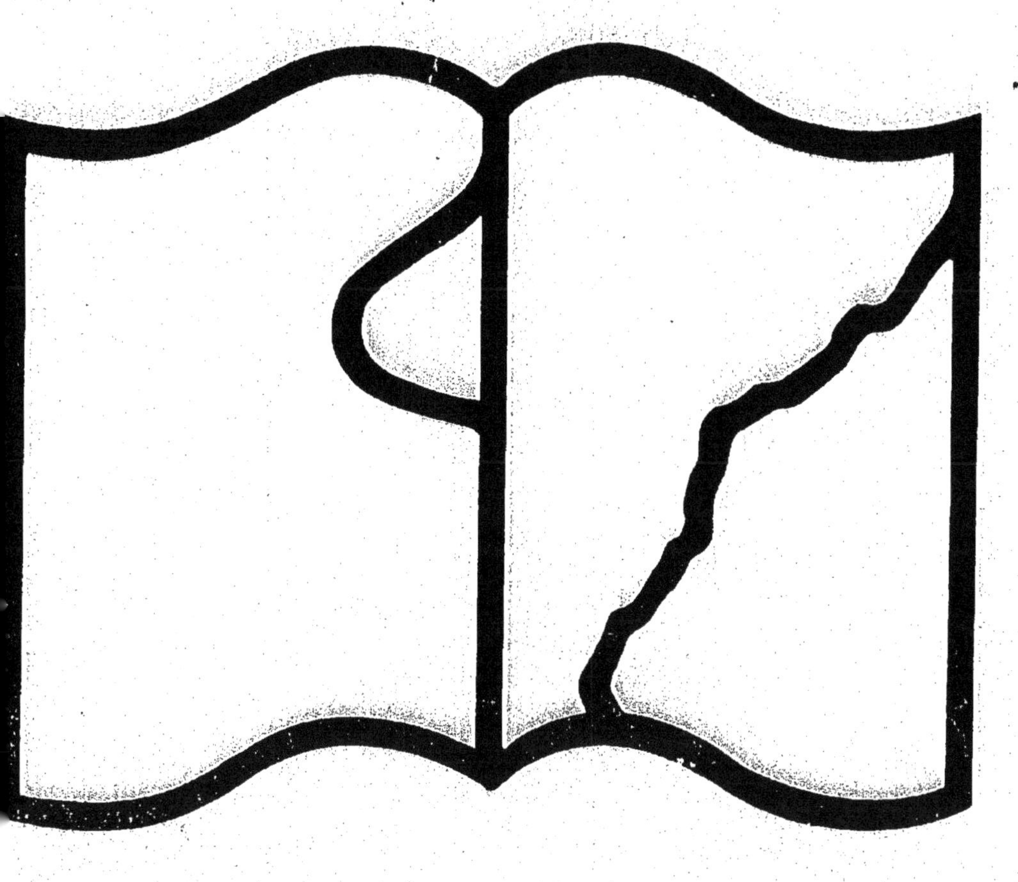

Texte détérioré — reliure défectueuse

NF Z 43-120-11

www.ingramcontent.com/pod-product-compliance
Ingram Content Group UK Ltd.
Pitfield, Milton Keynes, MK11 3LW, UK
UKHW020213200726
13856UKWH00004B/1371